AF234189

ANATOMIE

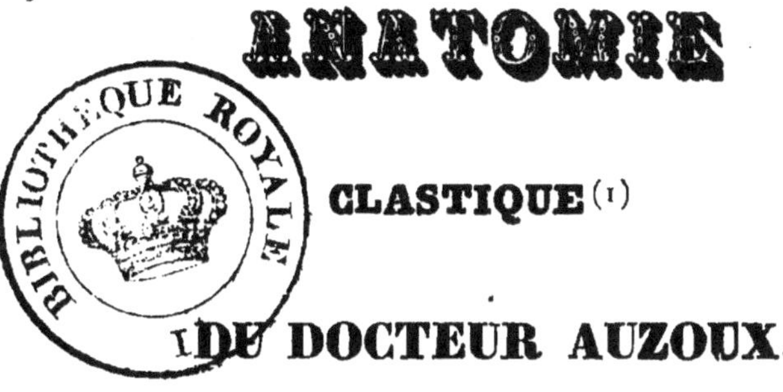

CLASTIQUE (1)

DU DOCTEUR AUZOUX.

Lorsqu'en 1822, après de nombreux essais, et plusieurs années d'application soutenue, je publiai mes premiers travaux d'anatomie artificielle, il s'éleva, dans les écoles de médecine et parmi les gens qui sont en possession de l'opinion publique, une sorte de rumeur.

On était accoutumé à étudier l'anatomie dans les amphithéâtres ; on ne concevait pas la possibilité de l'étudier autrement ; déjà un si grand nombre de tentatives infructueuses, pour suppléer aux cadavres, avaient été faites, que l'anatomie clastique devint un sujet d'opinions bien différentes.

Quelques-uns ne voyaient dans l'anatomie clastique qu'un moyen de favoriser la paresse des élèves, qu'une ressource fallacieuse pour les praticiens ; d'autres, exagérant les avantages, virent en elle un moyen de dispenser des dissections ; d'autres, enfin, comme il arrive toujours lorsqu'une chose nouvelle paraît, disaient la

---

(1) Clastique, de κλάω (*klaô*), briser, rompre, c'est-à-dire, modèles d'anatomie composés de pièces solides qui peuvent aisément se monter et démonter.

I

chose impossible, impraticable ; d'autres criaient au plagiat.

Les Académies, dont le jugement est toujours le résultat de mûres délibérations, signalèrent l'importance de cette découverte, m'encouragèrent à poursuivre mes essais, et m'indiquèrent quelques imperfections. Ces sociétés savantes n'hésitèrent pas à placer l'anatomie clastique au-dessus de tout ce qui avait été fait jusqu'alors, tant en France qu'à l'étranger, assurant que mes préparations différaient, sous le rapport de *l'exécution,* de la *multitude des détails,* de l'*exactitude*, de tout ce que l'on connaissait, qu'elles n'avaient de commun que de tendre au même but, qu'elles étaient faites par le *moulage,* moyen qui permet de multiplier les exemplaires à l'infini, et toujours avec la même perfection, procédé qui, jusqu'alors, avait été regardé comme impraticable [1].

Il résulte des différens rapports qui ont été faits sur mes préparations d'anatomie clastique, à l'Académie de Médecine, à l'Institut, à la Société médicale d'émulation, et de l'opinion d'un grand nombre de médecins, tant français qu'étrangers, appelés à prononcer sur l'utilité que ces pièces pouvaient offrir dans les établissemens publics :

[1] Pendant un temps, M. Ameline, professeur à l'école secondaire de Caën, qui depuis long-temps s'est occupé d'anatomie artificielle, a regardé cette assertion, reproduite par l'Institut, par l'Académie royale de Médecine, par plusieurs Sociétés savantes, en 1822, 1823, 1825 et depuis, comme erronée, déclarant le moulage impossible.

Depuis, cet honorable confrère a pris la peine de venir voir mes préparations; il a vu des squelettes moulés, des moules d'où étaient sortis des muscles; je dois croire qu'il a changé d'opinion.

Que ces préparations ont l'avantage :

1° D'abréger le temps que les élèves consacrent à l'étude de l'anatomie ;

2° De remémorer les détails anatomiques aux élèves et aux praticiens qui se sont déjà occupés de cette science ;

3° De rendre l'étude de l'anatomie praticable pour toutes les classes de la société ;

4° De la rendre possible dans les pays dans lesquels le climat ou les préjugés s'opposent aux dissections ;

5° De la rendre praticable dans toutes les saisons de l'année, dans toutes les circonstances possibles, et toutes les fois que le besoin peut l'exiger ;

6° De présenter en même temps, sur un même sujet, dans l'attitude verticale, toutes les parties qui entrent dans la composition du corps humain, avec la couleur, les rapports, la situation, la figure, l'étendue et les insertions qui leur sont propres ;

7° De permettre d'apprécier ainsi les rapports qui se trouvent entre les usages et la structure des différentes parties ;

8° De contribuer à la perfection des beaux-arts en rendant l'étude de l'anatomie pittoresque moins dégoûtante et plus facile ;

9° De rendre possible la réalisation d'un vœu exprimé dans tous les temps par les hommes qui se sont le plus occupés de l'éducation de la jeunesse, DE VOIR *l'étude de l'anatomie faire partie de l'instruction publique.* C'est pour tout le monde aujourd'hui une vérité incontestable que, pour connaître l'homme moral, il faut aussi connaître l'homme physique.

L'anatomie clastique ne dispense point des dissections; mais elle dispose, elle rend plus promptement capable d'observer immédiatement la nature dans les amphithéâtres, et elle diminue le nombre des cadavres nécessaires à cette étude ; on peut dire de l'anatomie clastique à peu près ce que Celse a dit de la physiologie : quoiqu'elle ne puisse faire un anatomiste, elle rend plus promptement capable de le devenir.

« *Itaque ista naturæ rerum contemplatio, quamvis non faciat medicum, aptiorem tamen medicinæ reddit.* »

(Cornel. Cels. *præfat.*)

Dans le silence du cabinet, l'anatomie clastique fournit un vaste champ à nos méditations ; elle nous apprend à juger nos propres observations, à les comparer, à en tirer des conséquences, à nous rappeler ce qui a pu nous échapper dans une inspection rapide.

Ce n'est pas seulement dans les lieux où il est impossible de se procurer des cadavres que ces préparations seraient utiles ; *dans un cours même d'anatomie* (pour me servir des expressions du professeur Beclard), *il serait à désirer que, près du cadavre, on plaçât une pièce semblable ; l'élève se ferait bien plus facilement une juste idée de l'ensemble du corps humain, des formes, des rapports des organes, ayant sous les yeux des tableaux qu'il est obligé de se représenter par la pensée, et retirerait ainsi beaucoup plus de fruit de la leçon du professeur.*

Depuis l'époque à laquelle a paru mon premier modèle, on s'est servi de l'anatomie clastique dans un grand nombre d'établissemens publics pour faire des cours d'anatomie.

Des sujets complets ont été envoyés, par les soins du

gouvernement, dans tous les hôpitaux d'instruction militaire, dans plusieurs écoles de médecine, dans tous les hôpitaux maritimes de première classe, et dans toutes les colonies françaises.

Plusieurs conseils généraux ont voté les fonds nécessaires pour cette acquisition. Plusieurs établissemens publics en ont fait la demande au gouvernement; M. le ministre de la guerre en a ordonné le placement à l'Ecole Polytechnique. En 1830, le ministre envoya une de ces pièces en cadeau au vice-roi d'Egypte; en 1832, le roi d'Angleterre en offrit une en cadeau au King's college.

Un grand nombre de médecins en ont fait l'acquisition pour leur propre compte et ont trouvé dans ces préparations des élémens de fortune, en s'en servant pour enseigner l'anatomie dans des pays où, jusqu'alors, cette étude avait été regardée comme impraticable.

Un grand nombre d'Etats unis d'Amérique, et divers Etats de l'Amérique méridionale, l'Angleterre, la Russie, l'Espagne, l'Italie, la Suède, l'Egypte, la compagnie des Indes, et plusieurs autres gouvernemens, ont fait l'acquisition de ces pièces.

Chez moi, plusieurs milliers d'élèves ont assisté à mes cours, ou étudié dans mon cabinet. J'ai recueilli avec soin toutes les observations qui m'ont été adressées; j'ai souvent, depuis quinze ans, revu plusieurs fois par jour toutes les parties de mon travail, j'y ai apporté toutes les corrections qui m'ont été indiquées; et, afin de rendre l'anatomie artificielle plus digne du succès qu'elle a obtenu, j'ai fait un modèle nouveau, et j'ai pu ainsi faire subir à mon travail des modifications importantes, des additions nombreuses.

Les augmentations ne consistent pas dans quelques minutieux détails, ou dans quelques additions de peu d'importance, les formes ont été complètement changées, les coupes ont été multipliées.

Le modèle publié en 1825 ne porte que 66 N^{os} d'ordre, et 356 N^{os} de détails.

Le modèle publié en 1830 porte 129 N^{os} d'ordre, c'est-à-dire 129 pièces qui sont susceptibles d'être enlevées séparément, et 1115 N^{os} de détails, sans comprendre une infinité de détails d'angéiologie, de névrologie, qui n'ont point reçu de noms particuliers : trop minutieux pour être décrits par les auteurs, ces détails sont reproduits sur mes pièces.

Quelques minutes suffisent pour couvrir une table de cescent vingt-neuf pièces anatomiques ou morceaux, présentant *onze cent quinze* indications de détails; moins de dix minutes suffisent pour les remettre en place, et former ainsi un homme complet, moins la peau et le tissu cellulaire. C'est donc une étude continuelle par voie d'analyse et de synthèse. Que peut-on désirer de plus?

« *Il en est* (a dit un de nos célèbres professeurs, M. Richerand) (1) *de celui qui cultive l'anatomie humaine comme du chimiste : et de même que celui-ci ne connaît jamais mieux une substance que lorsqu'il peut la décomposer et la refaire de toutes pièces, de même l'anatomiste ne connaît parfaitement le corps de l'homme, que lorsque, après avoir étudié séparément et avec le plus grand soin chacun de ses organes et chacun des systèmes que forme un certain nombre d'or-*

____

(1) Tome 1er, pag. 141, Nouveaux Elémens de physiologie. (Paris, 1833.)

ganes semblables, il peut assigner à chacun d'eux sa place, déterminer les rapports qu'il observe, et les proportions dans lesquelles il entre pour la composition de tel ou tel de nos membres. »

C'est un homme d'une constitution athlétique que j'ai pris pour modèle ; je lui ai donné la pose de l'Antinoüs antique, auquel il peut être comparé pour la beauté et l'exactitude des formes ; le pied gauche est fixé sur un socle en bois, de manière à permettre le mouvement de rotation ; toutes les parties réunies représentent un homme dont on aurait seulement enlevé la peau. Une moitié du sujet est représentée en masse ; toutes les parties qui forment l'autre moitié peuvent se détacher, chaque muscle, chaque organe peut être enlevé un à un, depuis la peau jusqu'aux os, avec la plus grande facilité, et replacé de la même manière.

Un numéro d'ordre correspondant à un tableau synoptique, sert à indiquer, et le nom de l'organe, et l'extrémité par laquelle on doit faire le déplacement.

Ce tableau synoptique offrant l'énumération des principales pièces de ce modèle anatomique, servira aussi à indiquer jusqu'à quel point sont portés les détails.

Dans la crainte que cette importance attachée à l'anatomie clastique ne paraisse exagérée, je joins à l'appui :

1º Le dernier Rapport de l'Académie royale de Médecine, que je reproduis en entier ;

2º Des extraits des Rapports faits sur mes premiers travaux par cette même Académie, par l'Institut et par la Société médicale d'émulation ;

3º L'opinion du professeur Lænnec ;

4° Un extrait de l'accusé de reception de M. le directeur de l'école de médecine d'Amiens ;

5° L'opinion des principaux médecins de Londres, auxquels j'adresse des remercîmens pour le bienveillant accueil dont ils m'ont honoré.

RÉCOMPENSES.

L'anatomie clastique a mérité à son auteur :

En 1824, les encouragemens du gouvernement ;

En 1833, la décoration de la Légion-d'Honneur ;

En 1834, la médaille d'or de 1re classe de la Société d'encouragement ;

En 1834, La grande médaille d'or de l'exposition des produits de l'industrie nationale.

ACADÉMIE ROYALE DE MÉDECINE.

SÉANCE DU 10 MAI 1831.

—

MESSIEURS,

En 1822, 1823 et 1825, M. Auzoux soumit à votre examen des pièces d'anatomie artificielle destinées à représenter les différentes parties qui entrent dans la composition du corps humain.

C'est au moyen d'une pâte particulière que M. Auzoux exécute ses préparations ; cette pâte, dans l'état frais, est susceptible d'être coulé dans des moules, de prendre et de conserver les empreintes les plus délicates, et d'acquérir par la dessiccation une solidité presque égale à celle du bois.

Dans le temps, vous désignâtes, pour vous rendre compte des travaux de notre confrère, MM. Duméril, Béclard, Hyp. Cloquet, Desgenettes, Breschet, Richerand et Allard : vos commissaires, que des études approfondies rendaient bien capables de juger de semblables travaux, vous signalèrent l'importance de cette découverte, et réclamèrent vos éloges pour l'auteur ; ils le signalèrent aussi comme ayant droit aux encouragemens que le gouvernement accorde à ceux qui illustrent leur pays. *La France,* a dit votre rapporteur, M. Allard, *a donc aujourd'hui l'avantage de surpasser les autres pays dans l'art des imitations anatomiques.*

Votre jugement, Messieurs, a été justifié par l'empressement que les établissemens publics de tous les pays ont mis à faire l'acquisition de ces pièces. Vos éloges, l'espèce d'avidité avec laquelle l'étranger a recherché ces travaux, ont donné une nouvelle ardeur au zèle de notre confrère. Nous répéterons ici avec plaisir ce que disait, en 1823, la Société médicale d'émulation : « Nous » nous plaisons à donner à M. Auzoux tous les éloges que » lui méritent son zèle pour la science, sa patience, ses » ingénieux essais ; et enfin les résultats qu'il doit à sa per» sévérance et à ses connaissances positives en anatomie. »

Après cinq ans d'un travail opiniâtre, M. Auzoux soumit à l'Académie, dans sa séance du 25 mai 1830, une nouvelle pièce d'anatomie, pour l'examen de laquelle vous désignâtes MM. Ant. Dubois, Ribes, Adelon, Cruveilhier, Breschet, Hyp. Cloquet et moi.

Ce n'est pas à quelques légères modifications, à quelques additions de peu d'importance, que notre confrère a consacré son application : il a repris ses travaux presque au point de départ, il n'a guère conservé que le *modus faciendi.*

M. Auzoux a pris le cadavre d'un adulte de la taille de cinq pieds six pouces, il s'est imposé la tâche de le reproduire jusque dans ses plus petits détails.

Ce nouveau modèle, comparé avec ce qu'il avait fait jusqu'alors, même avec la pièce complète qui fut soumise à votre examen en 1825, et qui paraissait ne laisser que peu de chose à désirer, offre néanmoins des différences telles qu'on pourrait ne pas la croire du même auteur. Les formes ont été complètement changées, les détails plus que doublés ; au moyen de coupes ingénieuses, M. Auzoux est parvenu à reproduire tout ce qui a rapport à la myologie, à l'angéiologie, à la névrologie et à la splanchnologie ; il n'est pas jusqu'aux os qui ne soient reproduits avec une vérité telle, que si on n'en était prévenu, on pourrait les prendre pour des os véritables. Les parties les plus tenues, les plus délicates comme les plus volumineuses ; les parties les plus molles comme les plus dures, les plus superficielles comme les plus profondes, se trouvent représentées avec une sévère exactitude dans les formes, la couleur, les rapports et les connexions. Nous croyons inutile de vous faire l'analyse de tous ces détails, nous aimons mieux attirer votre attention sur quelques parties qui ont plus particulièrement fixé celle de votre commission.

Le cœur a été reproduit avec un grand bonheur : au moyen d'une coupe pratiquée dans la cloison inter-auriculaire et inter-ventriculaire, cet organe se trouve partagé en deux moitiés ; sur chaque moitié sont deux cavités qui peuvent être ouvertes de manière à laisser voir les valvules ; toutes ces parties se réunissent avec une telle exactitude, que l'on aperçoit à peine les traces de la division, et ensemble elles imitent un cœur de grosseur naturelle, d'où s'élèvent les vaisseaux qui en partent ou qui s'y rendent. Tous ces vaisseaux étant reproduits depuis leur origine jusqu'à leur terminaison, il est facile d'étudier les branches qui en partent, les nombreuses anastomoses qu'elles ont entre elles, et leurs rapports avec les différens organes..

La préparation de la tête, sur laquelle se trouvent la bouche, le pharynx, le larynx, les fosses nasales avec les muscles, les artères, les veines, les nerfs qui accompagnent ces parties ou qui s'y distribuent, a paru à vos commissaires offrir un ensemble qui jusqu'alors n'avait pas été reproduit.

Le cerveau, la moëlle épinière, le grand sympathique ont été reproduits avec tous leurs détails, de ma-

nière à donner dans l'ensemble l'appareil de l'innerva-
tion.

Ce travail n'est cependant point parfait ; M. Auzoux
lui-même a compris qu'il pouvait s'être glissé quelques
erreurs. Votre commission a sacrifié plusieurs séances à
l'examen de cette nouvelle préparation ; elle a reconnu
quelques inexactitudes, quelques fautes anatomiques ;
ces fautes, ces inexactitudes ont été presque aussitôt ré-
parées qu'indiquées, tant est grande la facilité avec laquelle M. Auzoux peut placer et déplacer chaque partie.

Les imitations dont nous vous parlons acquièrent toujours un degré de perfection du jour de la présentation
à celui où on vous en rend compte, tant est grand et
soutenu le zèle de notre confrère. C'est ainsi que maintenant il est parvenu à représenter les ligamens souples
comme dans l'état frais, ce qui permettra de simuler les
déchirures des luxations, etc. Ce progrès sera plus tard
le sujet d'une nouvelle présentation.

Votre commission se félicite, Messieurs, d'avoir à vous
annoncer la presque entière réalisation des espérances
que vous avaient fait concevoir non-seulement vos pré-
cédens commissaires, ceux de l'Académie royale des
Sciences et de la Société médicale d'émulation, mais
aussi plusieurs médecins appelés à donner leur avis.

Nul doute donc, que l'anatomie artificielle de M. Auzoux ne soit propre à faciliter et à abréger l'étude de
l'anatomie sur le cadavre dans sa partie topographique.
Mais hâtons-nous de dire ici, avec tous les hommes
éclairés, et avec notre jeune confrère lui-même, que
l'anatomie artificielle ne peut pas dispenser d'étudier la
nature sur le cadavre, de disséquer. Seulement elle rend
mieux et plus promptement capable de profiter des re-

cherches auxquelles les élèves doivent se livrer dans les amphithéâtres.

Le procédé employé par M. Auzoux, est le *moulage* qui permet de multiplier beaucoup les pièces, et par conséquent de diminuer le prix des livraisons. C'est encore un véritable service rendu, parce que les praticiens, après avoir étudié complètement l'anatomie sur le cadavre, pourront revoir sur les pièces artificielles, toutes les fois qu'ils le voudront, et en très-peu de temps, toutes les parties de cette scieuce qui s'oublient le plus facilement. Les chirurgiens des petites villes et des campagnes retireront surtout un grand avantage de la possibilité qu'ils auront de revoir et d'étudier de nouveau la position vraie, les rapports des parties sur lesquelles ils auront à faire une de ces opérations qui se pratiquent rarement, circonstances dans lesquelles les chirurgiens des grandes villes aiment à faire d'abord des essais, des espèces de répétitions sur le cadavre.

Ces préparations seront aussi d'un grand secours pour les démonstrations publiques. Dans les écoles secondaires surtout, où manquent quelquefois les sujets, il doit souvent arriver que le professeur est forcé de se borner à décrire la marche d'une artère, d'un nerf, qu'il ne peut mettre à découvert, parce qu'il faudrait pour cela détruire des parties dont la démonstration reste à faire.

Une répugnance naturelle éloigne de l'étude de l'anatomie ceux qui n'y sont pas appelés par une nécessité de profession. Cependant depuis long-temps on a exprimé le désir que les jeunes gens dont l'éducation doit être soignée prissent des idées générales sur l'organisation de l'homme. L'utilité de cette étude a été sentie par le prince que la France a appelé sur le trône, il a voulu que son fils étudiât l'anatomie.

Votre commission a l'honneur de vous proposer, Messieurs, d'adresser des remercîmens à M. Auzoux, en lui annonçant que l'Académie est satisfaite de ses travaux, et de le comprendre dans vos prochaines élections.

Elle vous propose aussi de décider que le présent rapport sera envoyé à M. le ministre de l'intérieur, comme signalant d'une manière convenable l'utilité dont peuvent être ces préparations anatomiques, dans les colléges royaux, dans les écoles secondaires de médecine et les autres établissemens publics.

Paris, le 10 mai 1831.

Signé : ADELON, ANT. DUBOIS, RIBES, Hte CLOQUET, CRUVEILHIER, BRESCHET, BAFFOS, rapporteur.

Pour copie conforme :

Le Secrétaire perpétuel de l'Académie royale de Médecine.

Signé PARISET.

—

L'Académie adopte le Rapport et ses conclusions.

Elle remarque cependant que la commission n'a point assez insisté sur les avantages que les pays chauds retireront de l'usage de ces préparations d'anatomie artificielle ; que si elles sont utiles aux élèves, aux praticiens et aux savans, dans les lieux mêmes où l'étude sur le cadavre est facile, elles sont d'une nécessité indispensable dans les climats où l'on ne peut se livrer aux dissections sans compromettre sa santé.

L'Académie décide, en outre, qu'une pièce d'anatomie artificielle de M. Auzoux sera placée dans le lieu de ses séances pour être consultée au besoin, et arrête qu'il sera écrit à M. le ministre de l'intérieur, afin d'être autorisée à faire cette acquisition.

Pour extrait conforme au procès-verbal de la séance du 10 mai 1831.

Signé GUENEAU DE MUSSY.

Extraits des Rapports.

ACADÉMIE ROYALE DE MÉDECINE.

SÉANCE DU 5 SEPTEMBRE 1823.

Extrait du Rapport fait par MM. BECLARD, DUMERIL, H^te CLOQUET, BRESCHET, *baron* DESGENETTES, *rapporteur.*

« Si ces travaux étaient continués, ils ne pourraient manquer d'être utiles à ceux qui se livrent à l'étude des sciences médicales, et plus spécialement à ceux qui exercent loin des grandes villes la médecine et la chirurgie. »

SOCIÉTÉ MÉDICALE D'ÉMULATION.

SÉANCE DU 19 NOVEMBRE 1823.

Extrait du Rapport fait par MM. WORBE, REGIN, DESRUELLES, *rapporteur.*

« Si nous vous disons qu'une pièce d'anatomie artificielle, placée dans un amphithéâtre, en offrant à l'élève les parties qu'il cherche, celles qu'il doit éviter, ménager ou bien enlever, pourrait lui être utile, abréger son travail et lui épargner d'infructueux tâtonnemens ; si nous vous disons que ces pièces seraient bien placées dans un atelier de peinture ; si nous vous disons qu'elles pourraient, mieux que les livres, rappeler aux médecins et aux chirurgiens privés de cadavres, les rapports de certaines parties ; si enfin nous finissons par vous montrer des gens du monde, curieux de se connaître, l'étudier avec fruit pour apprendre superficiellement l'anatomie, sans recourir au dégoûtant et affligeant spectacle d'un cadavre : alors, Messieurs, loin de blâmer nos éloges, vous les approuverez ; vous applaudirez au zèle de M. Auzoux, vous encouragerez ses efforts, et vous l'aiderez de tous vos moyens pour le voir arriver à rendre parfait ce qui, entre ses mains, a déjà fait des pas immenses vers la perfection. »

ACADÉMIE DES SCIENCES.

SÉANCE DU 10 AVRIL 1825.

Extrait du Rapport fait par MM. PORTAL, DUMERIL, *rapporteur.*

« Personne n'ignore combien est grande la répugnance naturelle qui éloigne de l'étude de l'anatomie, et surtout de l'observation des objets mêmes qui en font le sujet, les hommes qui n'y sont pas appelés par une nécessité de profession ; il serait à désirer que les idées générales sur l'organisation soient connues des jeunes gens dont la première éducation doit être soignée. Peut-on supposer aujourd'hui qu'un homme instruit ignore comment et par quels organes s'exécutent nos mouvemens, en quoi consistent les instrumens par lesquels s'opèrent nos sensations et nos principales fonctions ? D'ailleurs, il est indispensable que tout habile dessinateur qui veut devenir peintre ou statuaire, puisse, sans se livrer aux recherches anatomiques, apprendre comment les formes sont modifiées constamment dans les mouvemens par les organes qui les permettent ou les produisent. »

ACADÉMIE DE MÉDECINE.

SÉANCE DU 5 JUILLET 1825.

Extrait du Rapport fait par MM. RICHERAND, DESGENETTES, ALLARD, *rapporteur.*

« Nous ne nous étendrons pas davantage sur l'utilité de ces pièces, qui sera généralement sentie. Qu'il nous suffise d'ajouter qu'elles pourraient, par une connaissance préliminaire de la situation des rapports des parties, simplifier beaucoup l'étude de l'anatomie, en facilitant les dissections indispensables pour l'étude de la médecine ; ce qui procurerait le grand avantage de soustraire un très-grand nombre d'élèves aux accidens causés par un séjour prolongé dans les amphithéâtres de dissection ; qu'elles peuvent suppléer aux cadavres, dans les lieux où il n'est pas possible de s'en procurer, et qu'à la rigueur, par l'étude de semblables pièces et la dissection de quelques animaux, on peut acquérir, sur la structure du corps humain, des connaissances suffisantes dans bien des cas, et beaucoup plus précises que celles qu'on peut acquérir par tout autre moyen artificiel. »

INSTITUT ROYAL DE FRANCE.

SÉANCE DU 2 AOUT 1830.

Extrait du Rapport fait par MM. BOYER, SERRES, GEOFFROY-SAINT-HILAIRE, *rapporteur.*

« La connaissance générale des parties du corps humain doit un jour faire partie de l'histoire naturelle à enseigner pendant

2

la première éducation à toutes les classes de la société. Tôt ou tard cette étude sera prescrite, mais cela ne deviendrait et n'est possible à l'exécution qu'avec les ressources de la nouvelle branche d'industrie créée par M. Auzoux. »

—

OPINION DU PROFESSEUR LÆNNEC.

A l'appui d'une demande adressée à **M.** *le Ministre de l'intérieur en* 1825, *pour le prier de se faire rendre compte de l'utilité de l'anatomie clastique pour les Écoles secondaire de médecine.*

M. le professeur Lænnec a ajouté :

« J'ai examiné avec détails les pièces d'anatomie artificielle de M. Auzoux, et je puis attester à Son Excellence que l'usage de ces pièces, si on peut les multiplier suffisamment et les fabriquer à un prix tel que chaque amphithéâtre d'anatomie en puisse être pourvu, produira plusieurs effets également utiles, savoir :

» 1° D'abréger, pour les étudians les plus appliqués, le **temps** nécessaire pour l'étude de l'anatomie ;

» 2° De diminuer le nombre des sujets nécessaires **pour les** dissections, qui, quoique toujours indispensables, deviendront beaucoup moins nombreuses, parce que les élèves ne commençant à s'y livrer que lorsqu'ils connaîtront déjà les formes et les rapports de la plupart des organes, en feront beaucoup moins d'inutiles, et en outre parce que, lorsqu'ils auront étudié complètement l'anatomie sur le cadavre, ils pourront revoir sur les pièces artificielles, toutes les fois qu'ils le voudront, et en très-peu de temps, les parties de cette science qui s'oublient le plus facilement.

» 3° Enfin, il résultera nécessairement de l'usage de ces pièces, que la foule des étudians peu zélés, qui en général ne se livrent à l'étude de l'anatomie qu'autant qu'il le **faut pour** ne pas être renvoyés aux examens, en sauront plus qu'ils n'en savent habituellement.

» Paris, 24 décembre 1825.

Signé Ag. Lænnec,

» Docteur-Médecin, Professeur à la Faculté de Médecine de Paris et au Collége de France. »

—

Extrait de la lettre de M. le professeur Barbier, *directeur de l'École de médecine d'Amiens.*

« Mes collègues et moi, Monsieur, sommes fort contens de » votre envoi; ce travail nous paraît réunir l'exactitude à » la solidité; l'appareil musculaire est magnifique; les distri- » butions vasculaires et nerveuses sont bien; la splanchnologie » laisse à désirer, mais c'est la partie de l'anatomie que nous » pouvons le mieux démontrer sur les cadavres.

» *Signé* Barbier. »

—

OPINIONS DES PRINCIPAUX MÉDECINS DE LONDRES.

Il ne saurait y avoir qu'une opinion sur le mérite du doc-teur Auzoux.

Il a fait preuve dans ce travail d'une haute aptitude aux re-cherches anatomiques dirigées dans l'intérêt de la science, de beaucoup d'habileté mécanique, d'une persévérance extraor-dinaire et d'une connaissance approfondie de la structure hu-maine.

J'apprendrai avec beaucoup de plaisir que ses talens sont appréciés et récompensés.

Reste à savoir si toute proposition qui aurait pour objet de diminuer la nécessité des dissections, du moins en ce qui concerne la préparation aux devoirs de chirurgien, promet un avantage réel à l'humanité.

CHARLES BELL. K. G. H. F. R. S.

Professeur d'Anatomie à l'université de Londres.

Londres, 5 avril 1832.

J'ai examiné le sujet artificiel du docteur Auzoux. Il me paraît construit avec une habileté singulière, et remarquable par l'exactitude avec laquelle il reproduit la position relative et la structure anatomique des différentes parties qui sont susceptibles d'être ainsi représentées. Je pense qu'un semblable modèle peut être souvent utile aux personnes qui ont autrefois appris l'anatomie au moyen des dissections, et qui désirent rafraîchir leur mémoire sur certains points, sans avoir l'occasion de consulter le cadavre.

B. C. BRODIE. F. R. S.

14 Saville Row, 2 mars 1832.

Mon cher Monsieur,

Je ne vois aucun inconvénient à ce que vous fassiez connaître mon opinion, qui est que votre sujet artificiel facilitera l'étude de la science anatomique, et fournira à ceux qui la possèdent déjà, le moyen de cultiver leurs connaissances.

Je vous salue sincèrement.

ASTLEY COOPER. F. R. S.

Chirurgien en chef de Guy's hospital.

Conduit Street, 30 mars 1832.

J'éprouve un vrai plaisir à exprimer mon approbation et mon admiration de la pièce artificielle du docteur Auzoux. Indépendamment de sa beauté comme ouvrage d'art, elle doit être, selon moi, de la plus haute utilité pour faciliter les études anatomiques ; elle présente surtout de très-grands avantages pour les cours publics, pour faire connaître la position relative et l'agencement des parties ; pour l'étude de l'anatomie comme pour le service des beaux-arts ; et elle est à peu près indispensable dans les circonstances où il y a difficulté ou impossibilité de pratiquer la dissection sur le cadavre.

Joseph Henry Green. F. R. S.

Professeur d'Anatomie pittoresque à l'École des beaux Arts.

46 Lincoln's Inn fields, 2 avril 1832.

—

Mon cher Monsieur,

C'est avec beaucoup de plaisir que je transcris la note que j'ai publiée dans la *Medical Gazette* (11 février 1832, p. 725) au sujet de votre pièce anatomique.

A l'éditeur de la *London medical Gazette*.

Monsieur,

Je crois qu'il importe de fixer l'attention publique sur la préparation ingénieuse du docteur Auzoux, destinée à exposer l'anatomie du corps humain. Ce que Celse disait autrefois de l'utilité de la philosophie en médecine, peut s'appliquer assez bien à ces préparations : — si elles ne peuvent pas faire un anatomiste, et à plus forte raison un chirurgien, au moins ne saurait-on contester qu'elles seront du plus grand secours pour acquérir et communiquer les connaissances anatomiques. L'élève qui passe de cette préparation au cadavre, puis du cadavre à la préparation, acquerra, selon moi, une connaissance de l'anatomie infiniment plus prompte, je dirai même plus exacte, que celui qui dissèque avec ou sans l'aide d'une description ordinaire, ou même de planches. Il est un point surtout qu'on peut étudier admirablement sur ces préparations, c'est la *position relative*. Les différentes parties y conservent leur volume ordinaire; tandis qu'il est évident que dans la dissection du cadavre, nous voyons et nous touchons des parties qui ont perdu leur volume naturel, et qui se sont affaissées par le défaut de circulation et de vie.

Il me semble donc que tous les amphithéâtres devraient être pourvus d'une de ces préparations, sinon pour suppléer, au moins pour aider aux dissections. Ce sera la meilleure carte, le meilleur guide pour le jeune anatomiste, et un puissant auxiliaire pour le démonstrateur.

Je suis, Monsieur,

Votre obéissant serviteur, etc.

MARSHALL HALL. F. R. S.

Permettez-moi maintenant d'ajouter, qu'après avoir de nouveau et à plusieurs reprises examiné votre préparation, je suis plus que jamais confirmé dans mon opinion de son utilité, au milieu même des dissections. Mais pour les étudians de province, qui ne peuvent se livrer aux dissections, et pour les chirurgiens de province qui ont à pratiquer une opération difficile sans pouvoir recourir immédiatement au cadavre, cette utilité doit être incalculable.

Je suis, mon cher Monsieur,

Votre tout dévoué,

MARSHALL HALL. F. R. S.

14 Manchester square, 6 avril 1832.

J'ai un grand plaisir à rendre témoignage de l'excellence du sujet artificiel de M. Auzoux. Cette préparation, sous le rapport de l'étendue et de la minutie des détails, laisse bien loin derrière elle tout ce qui a été fait jusqu'à ce jour. Les os, les muscles, les nerfs et les artères, y sont représentés avec beaucoup de fidélité ; et, par la solidité de la substance dont elle est composée, elle peut fort bien servir à donner une idée assez exacte de l'anatomie, dans les circonstances où l'on ne peut se procurer des cadavres.

HERBERT MAYO. F. R. S.
Professeur d'Anatomie au King's College.

19 Georges strect, Hanower square, 22 mars 1832.

—

Mon cher Monsieur,

J'ai beaucoup de plaisir à vous exprimer l'opinion très-favorable que j'ai conçue de vos pièces anatomiques, d'après l'examen personnel que vous avez bien voulu me permettre d'en faire.

Persuadé que l'art que vous avez cultivé avec tant de bonheur est destiné à rendre les plus grands services à la science anatomique, je vous souhaite sincèrement continuation de succès et j'ai l'honneur d'être,

Mon cher Monsieur,

Votre tout dévoué,

EDWARD STANLEY,
Professeur d'Anatomie.

Lincoln's Inn fields, 2 avril 1832.

J'ai examiné avec beaucoup de satisfaction la préparation anatomique du docteur Auzoux. Je la considère comme un précieux secours pour l'étude de l'anatomie, et comme un excellent moyen de fixer dans la mémoire les connaissances qu'on peut avoir acquises dans cette science.

Cette préparation reproduit avec une fidélité parfaite les rapports et connexions des structures importantes, et doit être d'une très-grande utilité pour rappeler à l'esprit du praticien tout ce qu'il a pu oublier faute d'habitude constante de disséquer. Je la regarde comme une invention très-précieuse qui devrait être placée dans toutes les écoles d'anatomie.

BENJ. TRAVERS. F. R. S.

Chirurgien de l'hôpital de Saint-Thomas.

PARIS, IMPRIMERIE DE DECOURCHANT,

Rue d'Erfurth, n° 1, près de l'Abbaye.